MÉMOIRE

SUR UN NOUVEAU MOYEN DE PRÉVENIR L'INFLAMMATION APRÈS
LES GRANDES LÉSIONS TRAUMATIQUES ET SPÉCIALEMENT
APRÈS LES OPÉRATIONS CHIRURGICALES.

Par J..F. Malgaigne,

Chirurgien de l'hospice de Bicêtre.

Après les grandes lésions traumatiques, et spécialement après les opérations sanglantes, le
danger principal vient de l'inflammation. Limitée dans de justes bornes, elle est nécessaire,
dit-on, pour favoriser l'adhésion immédiate ou
la cicatrisation secondaire ; ceci est une vue
physiologique qui supporte mal le contrôle de
l'observation clinique. Assurément les plaies qui
se réunissent le mieux et le plus vite sont celles
où il ne se montre aucun vestige d'inflammation ;
et si l'on pouvait la tenir toujours éloignée des
larges surfaces destinées à suppurer, nul doute

1

que la cicatrisation ne se fît d'une manière à la fois plus solide et plus prompte.

Mais les retards dans la guérison sont le moindre des périls qu'elle entraîne. Dans les premiers temps d'une fracture compliquée de plaie, par exemple, l'inflammation tue par la gangrène et le délire; dans les derniers temps, elle épuise par la suppuration et la résorption purulente. Après la ligature des grandes artères, elle précipite l'ulcération et la section du vaisseau avant son oblitération; après les amputations, elle fait rétracter les muscles, saillir et nécroser les os; en un mot, la plupart des accidents, la plupart des insuccès ne reconnaissent pas d'autre cause.

Pendant long-temps on s'est borné à combattre l'inflammation une fois déclarée; et les saignées, les sangsues, l'émétique à hautes doses sont alors des moyens dont nous savons la puissance. Puis on a songé à la prévenir, et deux méthodes tout opposées en apparence ont été essayées dans ces derniers temps : d'une part, les irrigations d'eau froide, qui ont obtenu chez l'homme de nombreux et notables succès; d'autre part l'application d'une chaleur très-élevée, qui ne compte guère encore que quelques essais faits sur des animaux. Ces deux méthodes ne sont ni l'une ni l'autre sans inconvénients; et dans certaines régions elles deviennent même tout-à-fait inapplicables.

En méditant sur cette importante question de thérapeutique chirurgicale, je fus conduit à considérer l'inflammation traumatique comme composée de deux éléments principaux ; l'un, primitif, révélé le plus ordinairement par la douleur, et que j'appellerai l'*élément nerveux ;* l'autre consécutif, ne survenant jamais qu'un certain temps après le premier, et qui est l'*élément sanguin* ou *fluxionnaire.* C'est à celui-ci que sont dues la tuméfaction et la rougeur, tandis que la chaleur semble être le résultat de sa combinaison avec l'autre.

Dans cette hypothèse, on comprend que l'inflammation peut se présenter sous diverses faces, selon la prédominance de l'un ou de l'autre de ses éléments. Si l'élément nerveux prédomine, on aura à combattre le spasme musculaire, les soubresauts, et par suite le tétanos et le délire ; si l'élément sanguin, un gonflement énorme, l'étranglement, une suppuration excessive, etc. Mais sans m'engager plus avant dans ces déductions de théorie pure, j'en viens à la conséquence pratique.

Il me parut donc assez vraisemblable que si, par un moyen quelconque, j'enrayais, j'assoupissais l'élément nerveux, je préviendrais l'apparition de l'élément fluxionnaire ; et l'inflammation serait étouffée pour ainsi dire dans son germe. Plusieurs substances jouissent de la propriété d'apaiser la douleur, de calmer l'excitation nerveuse ; je dus préférer l'opium, comme celle dont les effets sont à la fois les plus connus et les plus constants.

Mais le mode d'administration me laissait de vives inquiétudes. Il fallait, pour remplir le but désiré, tenir le système nerveux sous une influence dépressive puissante, continue et longtemps prolongée ; il fallait donc recourir à des doses d'opium plus considérables que ce qu'on avait jamais osé en employer dans de semblables circonstances, et je craignais le narcotisme. Aussi mon premier essai fut-il tenté avec toutes les précautions possibles ; mon aide principal fut fixé à demeure près de la malade que je revis moi-même trois fois dans la journée, et l'administration des doses fut échelonnée de manière à pouvoir s'arrêter dès les premiers symptômes de congestion cérébrale. Rien de ce que nous redoutions n'eut lieu, tout ce que nous espérions arriva ; bien plus, cette manière d'administrer l'opium produisit des résultats tout-à-fait inattendus, et qui, à l'efficacité de la méthode, ajoutaient la preuve d'une singulière innocuité. N'eût-on, dans les faits qui vont suivre, que ces effets singuliers de l'opium à constater, ils offriraient déjà un grand intérêt, et aux physiologistes et aux expérimentateurs en matière médicale ; mais leur importance thérapeutique l'emporte de beaucoup ; et si l'avenir confirme les résultats déjà obtenus, on peut espérer que cette méthode deviendra une précieuse acquisition pour la chirurgie.

Obs. 1re. — *Ablation d'un énorme cancer du sein ; réunion à l'aide de onze aiguilles ; 42 grains d'opium en sept jours ; absence de fièvre et d'inflammation.*

Madame Faubure, cuisinière, âgée de quarante-cinq ans, de constitution sèche et nerveuse, soumise encore à la menstruation, s'était aperçue à l'âge de quarante-un ans d'une tumeur développée au sein droit, et du volume d'un petit œuf. Elle n'en pouvait assigner d'autre cause que peut-être les courants d'air qui traversaient la cuisine souterraine où elle travaillait habituellement ; d'ailleurs personne dans sa famille n'avait souffert du cancer, et elle-même avait toujours joui jusque-là d'une santé parfaite.

La tumeur demeura stationnaire durant trois années ; seulement elle augmentait un peu à l'époque des règles, pour décroître aussitôt après. Mais après ces trois années, elle consulta un médecin qui prescrivit des sangsues et des cataplasmes ; dès-lors l'accroissement se fit avec une effrayante rapidité. Elle vit tour à tour M. Larrey et M. Lisfranc, qui s'accordèrent à lui conseiller l'opération. Toutefois elle reculait encore ; la tumeur ne lui occasionnait que de petites douleurs passagères, comme si, suivant ses

expressions, *on lui eût passé une broche au travers.*
Vers la fin de novembre 1836 , elle commença
à ressentir au-dessous du sein des douleurs plus
vives que celles du sein même, qui s'irradièrent
le long des nerfs du bras ; il n'y avait cependant
ni tumeur, ni rougeur vers le siége de cette nouvelle douleur , ni engorgement sous l'aisselle.
Alors la malade vint me consulter ; l'opération
fut résolue, et pratiquée le 26 décembre à dix
heures du matin. La dissection de la tumeur dura
huit minutes ; il ne fut besoin de lier aucune ar-
tère ; la plaie offrait 6 pouces 5 lignes (17 centimètres et demi), dans sa plus grande largeur ;
j'en réunis la plus grande partie au moyen de
onze aiguilles ; mais au-dessous de l'aisselle
l'adhérence de la peau n'ayant pas permis de la
conserver, il resta un petit espace de 9 lignes de
hauteur sur 28 lignes de large (2 centimètres
sur 6), où la réunion ne put avoir lieu.

La tumeur très-volumineuse comprenait tout
le sein ; elle se composait d'un tissu fibro-grais-
seux à l'extrémité, squirrheux et encéphaloïde au
centre ; il y avait en outre deux collections d'un
liquide séro-purulent assez considérables. Pesée
seulement au bout de trois jours , elle allait encore à cinq livres.

Le pansement consista en une simple compresse volante sur la plaie. Aussitôt après l'opération, je fis prendre à la malade une rôtie, et je
prescrivis une pilule d'un grain d'opium toutes

les deux heures, mais seulement à partir de trois heures environ après la rôtie. La première pilule ne fut donc prise qu'à deux heures. Vers midi et demi, il y avait eu une petite hémorrhagie par la portion de la plaie non réunie : on l'arrêta avec l'agaric, et elle ne reparut plus.

De deux heures à huit heures du soir, l'opérée prit quatre pilules. Je la vis à quatre heures et demie ; le pouls était souple, à 82 pulsations. Vers neuf heures, elle s'endormit d'un sommeil très-paisible, sans rêves, pour se réveiller à minuit. De minuit à deux heures, deux pilules ; à deux heures et demie, nouveau sommeil qui dura jusqu'à sept heures du matin.

Le 27, à dix heures et demie du matin, je la trouvai très-bien, sans aucune douleur à la plaie. La peau était moite, le pouls à 92 ; les urines chargées ; elle accusait de petites coliques passagères. La tisane d'orge miellée et de tilleul empâtant la bouche, fut remplacée par du bouillon de poulet. Il y avait eu en tout six pilules de prises ; j'en prescrivis huit pour la journée.

Nouvelle visite à trois heures et demie du soir ; elle était mieux encore que le matin ; le pouls à 74. Dans la nuit, elle dormit de neuf heures à minuit, puis de minuit à deux heures, puis de deux à quatre heures ; et encore une autre petite fois le matin, sans rêves ni souffrance aucune ; *il y avait long-temps,* disait-elle, *qu'elle n'avait dormi d'un sommeil aussi naturel et aussi tranquille.* Les huit pilules avaient été prises.

Le 28 au matin, la peau est moite et tiède, le pouls à 93. Un suintement séro-sanguinolent, mais très-léger, se fait à la surface dénudée de l'aisselle ; la peau traversée par les aiguilles est à peine rosée ; nulle douleur. Les coliques étaient occasionnées par des vents, dont l'expulsion les a fait complétement cesser ; au bouillon de poulet on a substitué l'eau panée ; tout passe bien. Les urines sont très-chargées et déposent un sédiment d'un jaune de brique ; huit nouvelles pilules.

Nouvelle visite à cinq heures du soir ; elle avait déjà pris quatre pilules sans nulle propension au sommeil ; le pouls à 84. Dans la nuit, elle dormit de neuf heures à dix heures et demie ; puis de onze heures à une heure et demie ; puis après avoir pris une pilule, elle se rendormit aussitôt jusqu'à cinq heures un quart ; et enfin elle s'est encore un peu assoupie jusqu'à sept heures du matin où elle a avalé sa huitième pilule.

Le 29 au matin, le pouls est à 88, les urines moins chargées ; dès hier l'appétit s'est prononcé ; je permets trois demi-tasses de bouillon de bœuf et de veau, avec la précaution de les donner à une heure de distance de l'administration des pilules ; huit grains d'opium comme à l'ordinaire.

La journée se passa à merveille; les trois bouillons furent pris avec plaisir; dans la nuit elle dormit en quatre reprises environ huit heures et demie d'un excellent sommeil; et à son dernier réveil, *elle se trouvait*, disait-elle, *si fraîche et si légère qu'elle aurait bien couru les champs.*

Le 30, la peau toujours moite, le pouls à 95; l'urine commence à s'éclaircir un peu. La réunion paraît complète dans toute l'étendue de la suture; sous le bras la plaie est rose pâle, et ne jette qu'une petite quantité de pus de très-bonne qualité. Mêmes prescriptions; seulement je réduis l'opium à six grains en six pilules.

Le 31, tout va de mieux en mieux. La plaie de dessous l'aisselle offre à sa circonférence la pellicule de cicatrisation, sans la moindre rougeur ni sur les bords, ni au centre. La peau est partout recollée aux parties profondes. — Prescriptions; quatre pilules d'opium, une aile de poulet.

Le 1ᵉʳ janvier. Elle n'a pris en tout que deux pilules, une dans la journée d'hier et une le matin. Hier elle a été prise d'un léger assoupissement troublé par un cauchemar, affection à laquelle elle était autrefois sujette. Un autre accès de cauchemar a eu lieu dans la nuit; elle s'est réveillée, a pris une cuillerée de vin, et s'est rendormie. Le pouls est à 77; l'urine s'éclaircit de plus en plus. — Prescription; deux pilules ; deux repas avec du poulet, du vin coupé et une pomme cuite.

Le 2 janvier. La nuit a été bonne ; mais depuis le matin l'assoupissement continue. Sur les onze aiguilles j'en enlève dix. L'urine est tout-à-fait claire. J'abandonne l'opium. Le lendemain j'ôtai la dernière aiguille ; le 4 janvier eut lieu une selle naturelle, tout allait au mieux.

Je serai bref sur la suite de l'opération. Le 21 janvier, la cicatrisation avait marché, et la réunion de la suture était solide, lorsque j'aperçus à un pouce au-dessous de la plaie de l'aisselle une tumeur rouge, douloureuse, offrant une fluctuation sensible au centre. Je crus avoir à faire à un abcès ; je fis appliquer des cataplasmes. Deux jours après, la tumeur avait envahi les bords de la plaie et soulevait même l'extrémité de la suture, sans toutefois la détruire. Elle était devenue dure et rénitente, d'un rouge luisant et livide ; ce n'était pas un abcès, c'était une récidive du cancer. Ses progrès furent rapides ; avant la fin du mois toute l'étendue du premier cancer se trouvait occupée par le nouveau ; la cicatrice linéaire de la suture fortement, soulevée, résistait encore ; mais par la plaie de l'aisselle pullulaient au dehors d'énormes bourgeons saignants, traversés par des douleurs lancinantes. La chirurgie est sans ressources en face d'un tel spectacle ; la malade demanda une place aux incurables, où probablemeut elle n'aura pas tardé à succomber.

C'est là une de ces récidives que l'on s'expliquerait mal par la localisation du cancer. Nulle atteinte apparente à l'économie ; nul ganglion seulement hypertrophié ; et c'est à un pouce au dessous de la plaie, dans un lieu où rien jusque là n'avait appelé l'attention ni de la malade ni du chirurgien , qu'un nouveau cancer plus terrible que le premier prend si rapidement origine. Du reste, on sait que cette loi de la récidive s'applique plus rigoureusement au cancer très-volumineux du sein qu'à tout autre , et notre opérée devait en fournir un triste exemple.

Mais à part ces considérations étrangères à notre sujet, il est difficile de n'être point frappé des effets de l'opium sur cette malade. Qu'une médication aussi excentrique et aussi puissante passe ainsi inaperçue dans l'économie , sans somnolence , sans afflux de sang vers la tête , sans irritation ni dépression d'aucune espèce ; laissant en pleine liberté l'intelligence , les sens, la respiration , la digestion ; il y a là de quoi étonner tous ceux qui connaissent les effets ordinaires de l'opium sur le système nerveux ; mais qu'en même temps la douleur soit muette , la fièvre absente, et que les éléments inflammatoires jetés dans l'économie s'évacuent aussi paisiblement, soit par les sueurs, soit par les urines , voilà ce qui intéresse surtout le chirurgien. A la vérité, un seul fait est peu de chose, et on a vu de ces exceptions à la loi presque universelle qui appelle la fièvre après toute opé- ration un peu considérable ; il fallait donc répé- ter l'expérience, heureux cependant de pouvoir déjà se reposer sur ces premiers résultats. La seconde épreuve à laquelle je soumis cette mé- thode ne fut pas moins remarquable que la première.

Obs. 2. — *Fracture compliquée de la jambe chez un homme ivre, avec issue du fragment infé- rieur ; 114 grains d'opium en 15 jours ; guéri- son, sans suppuration jusqu'au dixième jour.*

Le 27 juillet 1839, à 7 heures du soir, on ap- porta à la Maison royale de santé, où je faisais le service, le nommé Classin, cocher, atteint d'une fracture compliquée de la jambe droite. C'était un homme d'une trentaine d'années, vi- goureux, un peu replet, et dont la figure et le nez coloré attestaient une certaine disposition à bien boire. C'était en effet au sortir d'un copieux dîner, où surtout le vin n'avait pas été épargné, que le cocher parfaitement ivre avait voulu monter sur son siége ; et il mettait déjà le pied sur la troisième pommelle, lorsqu'un mouvement des chevaux lui fesant perdre l'équilibre, il tomba sur le pied droit, la jambe étendue sur la cuisse ; la commotion fractura les os de la jambe à leur

partie moyenne ; et le pied glissant en dehors,
et le tronc étant porté dans le même sens, les
fragments s'infléchirent de manière à former un
angle très-aigu en dedans ; et le fragment inférieur du tibia traversa les téguments, le bas et
le pantalon. L'accident avait eu lieu environ une
heure avant son entrée.

M. Monnereau, élève de garde, réduisit les
fragments sans trop de difficulté, et appliqua le
bandage de Scultet avec deux attelles ; il n'osa
pratiquer une saignée à raison de l'état de l'esto-
mac.

Le lendemain à la visite, je trouvai les fragments du tibia chevauchant l'un sur l'autre ; l'inférieur taillé en bec de flûte, soulevait les téguments de manière à laisser craindre leur éro-
sion ; une plaie triangulaire, déchirée, existait
sur la face interne du tibia ; et tous les muscles
de la jambe étaient agités de contractions musculaires si violentes, que la coaptation était im-
possible. Enfin aux environs de la fracture, les
téguments étaient gonflés, et soulevés en outre
par le sang épanché. Quant à l'état général,
l'ivresse était à peu près dissipée ; le pouls était
plein et développé, la face vultueuse, la langue
sale ; et il y avait quelques nausées. Je fis faire
immédiatement une saignée de 16 onces, qui
fut suivie de vomissements copieux de matières
alimentaires. Je recouvris la plaie d'un plumasseau sec qui fut bientôt imbibé de sang ; je

plaçai le membre entre deux attelles munies de coussins , sans compresses ni bandes , de manière à avoir toujours la jambe sous les yeux ; et je prescrivis deux pots de tilleul , et 8 grains d'opium en 8 pilules , à prendre toutes les deux heures.

La journée fut assez bonne , à part deux ou trois vomissements légers. Le malade dormit trois heures dans l'après-midi , et deux heures dans la nuit ; le reste du temps il se trouva très-calme ; tout ce qu'il éprouvait , c'est , selon ses expressions , que *sa tête lui semblait plus légère.*

Le 29, le pouls étant toujours plein et la face colorée , on fit une nouvelle saignée de dix onces. Continuation de l'opium..

Le 30, le malade a bu beaucoup. Calme parfait dans le jour , sommeil facile la nuit , mais rempli par des rêves. Du reste le malade nous apprend qu'il rêve presque toujours pour peu qu'il reste au lit. Il commence à accuser un peu d'appétit.

Le 31. La journée a été calme ; la nuit remplie par un sommeil profond et sans rêves. Toutefois après avoir pris hier ses dernières pilules , le malade a eu deux vomissements copieux de bile verte. Nous apprenons aussi que par un mal entendu , au lieu de prendre une pilule toutes les deux heures , il en prenait deux , en sorte que la dose était avalée en quatre fois. Je continue l'opium à 8 grains, mais un grain seulement chaque deux heures.

Jusque là, aucun phénomène notable n'avait eu lieu du côté de la plaie. Ce jour là, la jambe toute entière a pris une teinte jaune évidemment due à la dissémination du sang épanché; autour de la plaie la peau était tendue et livide, sans chaleur ni douleur toute fois; et le malade ne ressent dans la jambe que quelques chatouillements dans les points comprimés par les coussins et les attelles. La contraction des muscles a disparu, et la coaptation est faite sans difficulté. Il est aussi à noter qu'hier, le malade ayant sué durant plusieurs heures, la jambe fracturée lui paraissait plus fraîche que le reste du corps.

Les vomissements ont laissé encore la langue un peu sale, mais l'appétit est augmenté. Le pouls est souple, à 82 pulsations; un léger ballonnement de l'abdomen qui avait eu lieu sans douleur les premiers jours, est dissipé. Je permets un demi pot de lait. Continuation de l'opium.

1er août. La jambe s'est dérangée dans la nuit; le talon, ayant affaissé le plan du lit, a fait faire une forte saillie en avant aux deux fragments. Ce dérangement a causé au malade une sensation de lourdeur dans la jambe; de plus, de 8 heures et demie à 9 heures et demie du soir, il a eu un accès de fièvre caractérisé par un léger frisson suivi de sueur; néanmoins la fracture n'en a nullement souffert.

Je remets les deux fragments dans la direction convenable, et j'ajoute une troisième attelle disposée à la partie postérieure de la cuisse et de la jambe. De plus, la saillie du fragment inférieur, quoique moins forte, persistait toujours; il me parut qu'elle était due, au moins en partie, à l'action des muscles rotuliens qui élevaient le supérieur, lequel à son tour soulevait l'autre. Je pris soin d'élever le talon à quelques pouces audessus du niveau de la cuisse ; ce qui, en effet, relâcha ces muscles et diminua encore la saillie, sans toutefois la faire disparaître absolument.

Il n'y a pas eu de sommeil dans la journée d'hier; mais il a dormi neuf heures en trois fois dans la nuit. Le pouls est à 78 ; l'appétit se soutient. — Même prescription; seulement je remplace le lait par un bouillon, et j'ordonne une potion avec cinq grains de sulfate de quinine, mais conditionnelle, et qui ne devra être prise qu'au moment du frisson, s'il a lieu.

2 août. Il n'y a pas eu de fièvre ; la potion n'a pas été prise. Le malade a dormi depuis onze heures du soir jusqu'à huit heures du matin, et ne s'est réveillé qu'une fois dans cet intervalle. — Quart d'aliments maigres, sans vin ; un demi-litre de lait.

3 août. Le bouillon et le lait ont bien passé ; les légumes étant trop salés n'ont pas été pris. Il y a eu dix heures de sommeil en quatre fois. — Même prescription.

La peau de la jambe avait successivement
passé par la teinte jaune, jaune verdâtre, puis
était revenue à l'état naturel. La couleur livide
des environs de la plaie suivait la même décrois-
sance. Le 4 août, le malade eut deux selles bien
liées, et qui n'avaient été nullement provoquées.
Le 5, j'enlevai le plumasseau pour constater l'é-
tat de la plaie ; sous ce plumasseau nous trouvâ-
mes quelques gouttes d'une humeur noirâtre,
sanguinolente ; mais le fond de la plaie, tapissé
de bourgeons d'excellente nature, était presque
au niveau de la peau et ne communiquait plus
avec la fracture.

Le 7 août, onzième jour de la fracture, je
jugeai qu'on pouvait appliquer un appareil dé-
finitif, et je fis choix du plâtre coulé ; me réser-
vant de n'envelopper entièrement la jambe qu'au
niveau du genou et des malléoles, et de laisser
à nu tout le reste de sa face antérieure. La chaleur développée par le plâtre fut assez forte ; et
la nuit, le malade ressentit quelques contractions musculaires dans toute la longueur du
membre. Le lendemain à la visite, les bords du
plâtre se trouvèrent dépassés par la peau voi-
sine un peu tuméfiée, et dès lors ils exerçaient
une compression douloureuse. Je les enlevai
en partie avec la gouge et le marteau.

Les contractions musculaires n'eurent plus
lieu ; mais la tuméfaction continuant m'obligea à
enlever la moitié supérieure de l'anneau que le

2

plâtre formait autour du genou ; et les jours suivants , il fallut de rechef élargir sur les côtés le
moule de plâtre qui comprimait toujours la
peau. La plaie était très-belle ; l'état général
parfait ; le 10 août, je réduisis le nombre des
pilules à six , le 11 à quatre , et le 12 je les sup-
primai. Chose assez singulière , ce jour même ,
12 août , le malade éprouva un peu de céphalalgie, et une somnolence qui dura toute la journée ; en même temps il y eut de légères coliques et un peu de diarrhée. Le lendemain , tout
était revenu à l'état normal, et il ne s'agit plus
que de compléter la cicatrisation de la plaie
qui était en fort bon point , et d'attendre la con-
solidation du cal, qui se fit sans autres accidents.

La fracture de la jambe par cause indirecte ,
avec issue d'un fragment à travers la plaie, est
un des cas les plus graves de la chirurgie. Ra-
rement on échappe à l'inflammation et à la suppuration ; quelquefois la gangrène amène une
mort prompte ; et dans beaucoup de cas, les
fusées purulentes , la nécrose , le décollement
des téguments et des muscles oblige à l'amputa-
tion. Ici se joignait cette complication d'une ivresse
alcoolique, après laquelle je craignais surtout l'é-
tat bilieux. Je ne balançai pas à attaquer l'excitation générale due à l'ivresse par deux saignées ;
après quoi je m'en remis à l'opium. En quinze
jours, le malade prit 114 grains d'extrait gommeux ; et il est à peine nécessaire de dire qu'il

n'en avait jamais fait usage. On a vu sous son influence les sueurs arriver, la plaie se fermer sans inflammation, l'appétit naître, les selles se faire à l'ordinaire, et le malade arriver au terme d'une affection si grave sans avoir éprouvé véritablement de douleur.

J'ai eu occasion de citer ailleurs cette observation relativement à l'emploi du plâtre coulé, et aux modifications que j'ai apportées, instruit surtout par cette observation même, à la manière ordinaire de l'appliquer; il serait donc inutile d'y insister ici (1).

L'étude approfondie de ces deux premiers faits devait beaucoup modifier mes idées sur la manière d'agir de l'opium. Je n'avais aperçu nulle trace de congestion vers le cerveau, pas la moindre lourdeur de tête ; nulle influence fâcheuse sur les fonctions; toute son action semblait bornée à combattre, à calmer l'excitation organique que ne manquent jamais de développer les grandes opérations et les grandes lésions traumatiques. Je songeai dès lors à l'appliquer au traitement consécutif de certaines opérations qui d'abord n'étaient point entrées dans mes prévisions. Ainsi j'aurais craint, après l'opération de la cataracte ou celle de la pupille artificielle, de déter-

(1) Voyez mes *Recherches historiques et pratiques sur les appareils employés dans le traitement des fractures, depuis Hippocrate jusqu'à nos jours*. Paris 1841, H. Cousin, éditeur.

miner une congestion nuisible dans les vaisseaux du cerveau et par suite dans ceux du globe oculaire. Bien rassuré de ce côté, je soumis à la nouvelle méthode une femme qui se présenta peu après à la Maison royale de santé.

Obs. 3. — Cataracte opérée par abaissement ; 36 grains d'opium en cinq jours ; guérison sans douleur ni inflammation.

Mademoiselle Porgrot, de Rouen, âgée de 67 ans, réglée depuis 16 jusqu'à 46, avait toujours joui d'une bonne santé, à l'exception d'une migraine fréquente qui passa enfin à l'âge de retour. Il y a 15 ans qu'elle s'aperçut pour la première fois d'un léger trouble dans la vision de l'œil droit; les objets paraissaient couverts d'un brouillard, qui s'épaissit de plus en plus ; et enfin depuis quatre ans, la cécité de ce côté est complète. L'œil gauche n'a pas du tout souffert.

La malade entra à la Maison Royale de santé, le 24 juillet. A travers la pupille droite on apercevait un fond blanchâtre, facile à reconnaître pour le cristallin cataracté ; sur le fond tranchait une tache linéaire, verticale, d'un blanc de craie, évidemment plus superficielle, et qui paraissait appartenir à la capsule antérieure. Toutes les fonctions se faisaient bien ; seulement, depuis plusieurs années, la malade ressentait dans la tête des battements continuels, et depuis peu il s'y était joint de la céphalalgie.

Je commençai par combattre les complications à l'aide des bains, des laxatifs, et d'une petite saignée. La céphalalgie disparut ; les battements diminuèrent un peu, et attendu leur existence habituelle, je crus pouvoir passer outre. Le cristallin fut abaissé le 8 août par mon procédé, c'est-à-dire la malade couchée, le chirurgien placé derrière sa tête, la capsule ouverte préalablement en arrière, et le cristallin expulsé en la laissant en place (1). La tache blanchâtre de la capsule troublait seule le noir de la pupille ; je ne jugeai pas à propos de m'en occuper.

La malade interrogée dit qu'elle avait très-peu souffert. Je recouvris les deux yeux d'un linge simple trempé dans un blanc d'œuf ; et jusqu'à ce qu'il se fût détaché et collé, je maintins les paupières closes à l'aide d'une compresse et d'une bande.

Prescription : *Diète et repos absolu ; huit pilules d'un grain d'extrait gommeux d'opium, une toutes les deux heures ; infusion de tilleul.*

La journée fut bonne ; la malade ressentit de temps à autre de petits picotements dans l'œil ; du reste ni douleur ni fièvre ; une douce moiteur couvrit toute la peau ; le pouls ne s'agita nullement, et il y eut quelques heures de sommeil.

(1) Voyez pour plus de détails le *Bulletin de Thérapeutique* du 30 septembre 1837.

Le lendemain, à la visite, même état; le pouls à 70 pulsations ; ni chaleur ni douleur dans l'œil; il y a un peu d'appétit. Même prescription , deux bouillons de poulet.

Le 10 août, même état, la malade a dormi plusieurs heures, mais son sommeil a été troublé par des rêves ; elle est aussi beaucoup tourmentée par la crainte de perdre tout-à-fait la vue. Du reste la tête est parfaitement nette; l'œil sans chaleur ni douleur, la peau moite et fraîche, le pouls à 84. La bouche est devenue un peu sèche et pâteuse, la langue sale dans ses deux tiers postérieurs.

Le 11 , même état ; le sommeil a été de huit heures en trois fois, et moins agité par les rêves. Pour calmer les inquiétudes de la malade, j'enlève le linge qui couvrait son œil gauche ; de plus, tenant cet œil bien fermé, j'approche une chandelle allumée à la distance d'un pied de l'œil droit encore recouvert de son linge ; la malade s'écrie : *Oh! je vois le feu!* —Même prescription.

Le 12 , je découvre l'œil opéré ; la malade distingue et compte les doigts de la main qu'on lui présente. Prescription : *Une compresse flottante sur cet œil ; on réduit les pilules d'opium à quatre; le quart d'aliments.*

Le 13 , la malade a mangé son quart avec appétit , elle a plus dormi que de coutume , mais d'un sommeil très-paisible. Je cesse l'usage de l'opium , et recommande d'exercer peu à peu l'œil opéré.

Le 14, elle distingue les personnes étrangères de celles qu'elle avait connues auparavant.

Le 15 , légère céphalalgie ; sensation de gravier dans l'œil droit. Un orage qui a eu lieu la veille paraît être la cause de ces phénomènes , qu'une saignée de huit onces fait disparaître.

La convalescence était complète ; les jours suivants, la malade apprit à distinguer les lettres, le coin des pièces de monnaie, etc. ; l'œil opéré lui servait presque aussi bien que l'autre pour se diriger dans la maison ; je m'assurai par des expériences directes qu'elle ne voyait avec les deux yeux qu'une seule image des objets. La tache de la capsule cristalline existait encore , mais ne gênait nullement la vision , et semblait même avoir diminué. Mademoiselle Porgrot nous quitta le 23 août pour retourner dans son pays.

Sans doute que plus d'une fois l'abaissement a réussi aussi bien , sans médication spéciale ; quand je remarquerais qu'à la même époque , à Saint-Louis, hôpital voisin et soumis aux mêmes influences , deux opérations de cataracte furent suivies d'ophthalmie si violente, que l'œil fut perdu sans ressource, on répondrait avec raison que des conséquences aussi différentes se sont vues dans le même hôpital, dans la même salle , sur des malades opérés de la même main et le même jour. Je ne cacherai pas qu'on m'a adressé des objections analogues pour mes deux premières observations ; et , s'il ne s'agissait que de faits isolés, ces objections seraient très-plausibles. Mais la continuité et la ressemblance des résultats leur donnent déjà une valeur notable ; et enfin voici un fait nouveau pour lequel je recourus à l'opium , non plus comme essai et méthode préférable ; mais comme ressource que nulle autre n'aurait pu suppléer.

Obs. 4. — Opération de l'hydrocèle ; épanchement de l'injection vineuse dans le scrotum ; 65 grains d'opium en huit jours ; bons résultats.

M. A....., âgé de 30 ans, constitution robuste, cheveux noirs, pommettes colorées, embonpoint remarquable, entra à la Maison royale de Santé, dans le courant de juillet 1837. Riche et voyageant habituellement pour ses plaisirs, sa santé très-solide n'avait été troublée que par quelques blenorrhagies. En 1832, il en eut une plus rebelle que les précédentes, qu'on supprima à plusieurs reprises et qui revenait toujours. A la dernière tentative, on réussit enfin ; mais il se manifesta immédiatement au côté gauche un hydrocèle qui, dans l'espace de trois mois, acquit un volume énorme. Nulle douleur d'ailleurs ; après ces trois mois, le malade se fit soulager par la ponction ; la tumeur revint ensuite, mais moins considérable, en sorte que la peau du scrotum resta ridée par-dessus. A son entrée, l'hydrocèle était du volume d'un gros œuf d'oie; un peu flasque, sans transparence; mais donnant une sensation de fluctuation parfaite; le testicule était à la partie postérieure.

Le soin de guérir de petites ulcérations situées en dedans du prépuce, nous conduisit jusqu'au 31 juillet, jour où l'opération fut pratiquée. La ponction faite, il s'écoula par la canule environ 8 à 10 onces de sérosité citrine très-limpide. Je tenais la canule; M. Leneveu, interne très-intelligent, devait pousser l'injection, qui se composait de gros vin rouge bouilli avec des roses de Provins et mélangé d'alcool. Le malade, capricieux et irritable, s'était jusque-là bien maintenu; mais à l'arrivée du premier jet de liquide dans la tunique vaginale, il fit un mouvement brusque en arrière auquel on ne put s'opposer. Toutefois la canule du trocart, bien pincée par dessus la peau, ne paraissait pas avoir bougé; la première injection fut donc achevée; et comme elle avait fui en partie, lors du mouvement du malade, elle n'emplissait pas suffisamment la tunique vaginale. Nous nous assurâmes d'abord que le liquide s'écoulait par la canule à la moindre pression; et une seconde injection fut faite. Mais alors la distension, jusque là bornée au côté gauche, s'étant propagée au côté droit du scrotum, il n'y eut plus d'incertitude : le mouvement du malade avait fait sortir le bout de la canule de l'intérieur de la tunique vaginale, et l'injection était dans le tissu cellulaire du scrotum.

Sans faire part au malade de ce triste accident, je plongeai la pointe d'un bistouri à quatre à cinq lignes de profondeur au côté gauche du raphé ; et comprimant fortement toute l'étendue du scrotum distendu par le liquide, j'en fis sortir la plus grande quantité, partie par la canule, partie par la piqûre du bistouri. Je noterai ici une circonstance assez curieuse ; le liquide injecté était d'un rouge très-foncé ; celui qui sortit était clair et limpide. Il y eut même un moment d'incertitude sur la question de savoir si c'était bien notre injection qui sortait ainsi ; mais après avoir reçu de ce liquide incolore dans deux vases blancs, l'odeur de vin et d'alcool très-prononcée enleva tous les doutes.

Entre la première injection et la fin de mes manœuvres, pour l'expulsion du liquide, il s'était écoulé dix minutes. J'avais vu cet accident dans les grands hôpitaux ; j'avais été témoin de l'affreuse inflammation gangréneuse qui fait tomber le scrotum tout entier, en respectant à peine les testicules. Je prescrivis *dix pilules d'opium, des compresses sur le scrotum imbibées d'une décoction de quinquina camphré ; diète absolue; limonade.*

Le lendemain, 1er août, le scrotum était forment tuméfié, mais sans changement de couleur à la peau. La journée de la veille s'était bien passée, sans aucune douleur ; seulement, une demi-heure après l'opération, le malade avait éprouvé un frisson qui avait duré trois quarts d'heure et avait été suivi d'une sueur froide ; mais ensuite il n'avait rien ressenti ; et la nuit même il avait joui d'un très-bon sommeil. A la visite du matin, la bouche était un peu amère, le pouls vif et fréquent, le teint animé ; je fis faire une saignée de dix onces ; d'ailleurs même prescription.

Le soir à 7 heures, calme parfait ; le scrotum a sensiblement diminué de volume, et la tuméfaction du côté droit, très-légère, se distingue nettement de celle du côté gauche. La peau prend une teinte un peu rosée.

Le 2 août. La nuit a été sans sommeil, mais sans agitation ni douleur aucune. La langue est couverte d'un enduit blanchâtre, épais, collant ; anorexie ; peu de soif ; pouls fréquent et agité ; face colorée et animée ; peau halitueuse ; la respiration à l'état normal. Le scrotum est plus gonflé qu'hier matin ; les deux côtés sont confondus dans la tuméfaction générale. Une plaque d'un rouge violacé, à limites irrégulières et indécises, de deux pouces d'étendue environ d'avant en arrière, d'un pouce transversalement, se remarque au côté gauche, un peu en avant des deux piqûres et dans l'intervalle compris entre elles ; une autre très-petite entoure la piqûre du bistouri; le reste du scrotum est d'une couleur légèrement rouge. La portion de téguments qu avoisine la grande plaque est dure et rénitente ; tout le reste est assez flasque.

En recherchant les causes de cette exacerbation, nous apprenons qu'il n'y a eu la veille que cinq pilules de prises ; le malade dit qu'il a perdu les autres.

Le caillot de la saignée examiné après vingt-quatre heures était très-consistant, couvert d'une couenne d'une légère épaisseur, collé au fond du vase, et surmonté d'une petite quantité de sérosité limpide.

Prescriptions : *Saignée de huit onces ; dix pilules d'opium; même topique sur le scrotum.* Le malade déclarant que la veille il a senti de l'appétit, je permets un bouillon léger pour le cas où cette circonstance se représenterait.

Le soir à sept heures, les deux taches violettes du scrotum se sont réunies en envahissant l'espace qui les séparait ; mais elles ne se sont point étendues dans aucun autre sens ; il y a une phlycténe au centre. Le scrotum est dur et tendu en arrière et sur les côtés, c'est-à-dire dans les points soumis à la pression du lit et des cuisses, mol et souple partout ailleurs, même au voisinage de la plaque violacée. Il y a un sentiment de chaleur vers le méat urinaire au commencement de l'éjection de l'urine ; du reste tout est dans l'état le plus parfait. Le malade a dormi une demi-heure dans la journée ; il a eu appétit, et a pris son bouillon qui a fort bien passé ; pas de soif ; peau fraîche et moite ; pouls fréquent, mais souple et dépressible.

3 août. La nuit a été sans sommeil, mais d'ailleurs très-calme. La tache violette du scrotum n'a pas sensiblement augmenté d'étendue. L'appétit est prononcé, la bouche est moins amère, la peau halitueuse, la chaleur normale. Toutefois la face offrait une teinte jaunâtre autour des lèvres et des ailes du nez, les pommettes gardant leur rougeur habituelle: la physionomie avait une expression particulière, et les yeux un peu hagards annonçaient une tendance au délire. Le malade n'avait pas été à la selle depuis l'opération.

Prescription : *Dix pilules ; deux bouillons ; un lavement.*

4 août. Le malade a dormi cinq à six heures dans la nuit à diverses reprises. Il n'y a pas eu de selles ; toutefois l'égarement de la figure a disparu ; la chaleur en urinant est moindre ; le pouls à 88 ; l'appétit excellent.

Le scrotum a beaucoup diminué de volume. Mesuré de la racine de la verge au périnée, il offre sur la ligne médiane un développement de quatorze pouces ; sa circonférence transversale est de douze pouces et demi ; il est partout souple et indolent. La plaque gangréneuse est limitée ;

ses dimensions sont de trois pouces et demi dans le sens antéro-postérieur ; trois pouces dans le sens transversal.

Même prescription pour les médicaments. — Pour les aliments, un demi-litre de lait le matin, un artichaut et de la confiture de groseille pour le soir.

5 août. Le malade a dormi quatre à cinq heures dans la journée d'hier, et quatre heures dans la nuit, à diverses reprises. Son dîner lui a fait grand plaisir.

Ce matin l'escharre commence à se détacher par les bords à gauche et en avant ; le scrotum diminue sensiblement. Le pouls à 70 pulsations. — Mêmes médicaments ; lait, confitures, deux œufs frais.

6 août. Six heures de sommeil dans la journée d'hier, et sommeil parfait toute la nuit. L'appétit n'augmente pas. — Même prescription.

Le 7, le malade a dormi en tout dix heures ; il n'a pris que six pilules, et un peu de bouillon aux herbes, pas d'aliments. L'odeur de l'escharre l'infecte : je la fais saupoudrer avec une demi-once de quinquina en poudre, mêlé à cinq grains de camphre. L'opium est réduit à six pilules.

Le 8. Il n'a pris hier que deux bouillons et quatre pilules ; mais ce matin l'appétit est prononcé. Le malade accuse un malaise abdominal, probablement dû à la constipation qui dure toujours. On lui administre un lavement, qui

amène deux selles abondantes de matières fé-
cales, dures, et en crottins arrondis.

9 août. La journée d'hier a été orageuse : le
malade se sentant appétit a fait venir à onze
heures du matin, une côtelette. Immédiatement
après, coliques et douleurs lombaires qui durè-
rent jusqu'à neuf heures du soir, où il rendit
par le vomissement son malencontreux déjeuner.
La nuit a été bonne néanmoins. Depuis deux
jours l'escharre se détache notablement ; et les
bords de la plaie prennent tout autour cette apparence grenue et rosée qui annonce une pro-
chaine et franche cicatrisation. On cesse l'administration de l'opium.

A partir de ce moment, l'observation offre in-
finiment moins d'intérêt. L'escharre tomba le 19
août, et laissa à nu une plaie rose et bourgeon-
nante, qui cependant fut très-longue à cica-
triser. L'indocilité du malade n'y fut sans doute
pas étrangère; mais l'expérience m'a appris plus
d'une fois avec quelle lenteur se cicatrisent, en
général, les plaies un peu profondes du scrotum.

Les chirurgiens à qui pareil accident est ar-
rivé, comprendront seuls la beauté des résultats obtenus dans ce cas par l'opium. Pas de
douleurs, pas de fièvre, pas d'inflammation; la
gangrène prononcée dès le troisième jour, et
presque aussitôt limitée ; gangrène due à l'effet
direct du liquide, et bornée en effet aux points
où il avait été le plus refoulé dans nos tenta-

lives pour l'expulser. L'escharre violacée d'abord devint ensuite noire et sèche ; elle n'entamait que l'épaisseur du derme ; et après la cicatrisation complète , la perte de substance par elle occasionnée devait être une circonstance favorable, en réduisant l'étendue exagérée de la peau du scrotum. A la vérité , j'ai cru devoir unir ici à l'opium le secours des saignées; le cas était trop grave pour ménager aucune ressource; et d'ailleurs je ne prétends pas faire prévaloir une méthode qui exclue toutes les autres. La part de l'opium dans ce beau succès est assez évidente , même en faisant la part des deux saignées.

FIN.

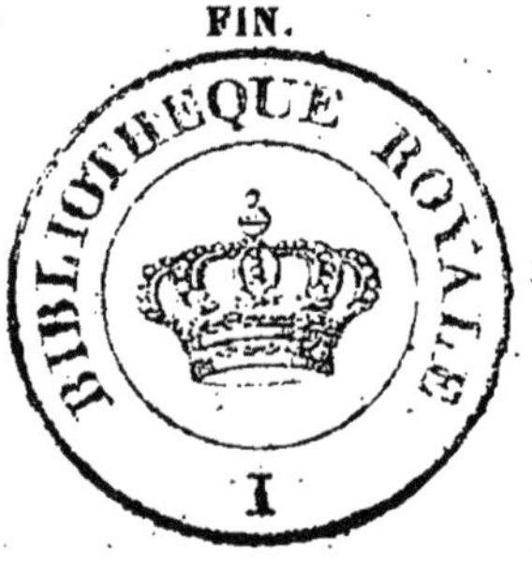

Paris. — Cosson , imprimeur de l'Académie royale de Médecine, rue Saint-Germain-des-Prés , 9.